# 52 Lösungen gegen Kopfweh und Migräne:

## 52 Rezepte, die deinen Schmerz und dein Leiden schnell und effektiv beenden

### Von

### Joe Correa CSN

# COPYRIGHT

Diese Veröffentlichung dient dazu fehlerfreie und zuverlässige Informationen zu dem auf dem Cover abgedruckten Thema zu liefern. Es wird mit der Einstellung verkauft, dass weder der Autor noch der Herausgeber befähigt sind, medizinische Ratschläge zu erteilen. Wenn medizinischer Rat oder Beistand notwendig sind, konsultieren Sie einen Arzt. Dieses Buch ist als Ratgeber konzipiert und sollte in keinster Weise zum Nachteil Ihrer Gesundheit gereichen. Konsultieren Sie einen Arzt, bevor Sie mit diesen Ernährungsplan beginnen, um zu gewährleisten, dass er das Richtige für Sie sind.

# DANKSAGUNG

Dieses Buch ist meinen Freunden und meiner Familie gewidmet, die leichtere oder ernstere Krankheiten hatten. Sie sollen eine Lösung für Ihre Probleme finden und die erforderlichen Veränderungen in Ihrem Leben einleiten.

# 52 Lösungen gegen Kopfweh und Migräne:

## 52 Rezepte, die deinen Schmerz und dein Leiden schnell und effektiv beenden

Von

Joe Correa CSN

# INHALT

# ÜBER DEN AUTOR

Nach Jahren der Nachforschung glaube ich ernsthaft an die positiven Auswirkungen, die Ernährung auf Körper und Geist haben kann. Mein Wissen und meine Erfahrung hat mir geholfen, gesünder über die Jahre zu kommen und an meine Familie und Freunde weiterzugeben. Je mehr du über gesundes Essen und Trinken weißt, desto schneller willst du deine Lebens- und Essensgewohnheiten ändern.

Ernährung ist ein wichtiger Bestandteil von einem gesunden und langen Leben. Also fang heute damit an. Der erste Schritt ist immer der wichtigste und bedeutendste.

# EINLEITUNG

52 Lösungen gegen Kopfweh und Migräne: 52 Rezepte, die deinen Schmerz und dein Leiden schnell und effektiv beenden

Von Joe Correa CSN

Migräne und Kopfschmerzen sind Probleme, die dich mindestens einmal in deinem Leben befallen. Es gibt so viele unterschiedliche Faktoren, die Migräne verursachen oder zu ihrer Entstehung beitragen. Aber bevor ich dazu komme, will ich eines klarstellen – es gibt einen großen Unterschied zwischen Migräne und Kopfschmerzen.

Ein typisches Gefühl während einer Migräneattacke ist der explosive und pochende Schmerz in deinem Kopf. Symptome wie Nackenschmerzen, Verlust der Ausdauer, schlechte Koordination und mangelnde Konzentration sind typische Nebeneffekte von Migräne. Wenn diese Symptome allerdings von Tag zu Tag stärker werden, solltest du einen Arzt aufsuchen, der dich untersucht.

Kopfschmerzen sind nicht si konstant wie Migräneanfälle, aber sie sind genauso schmerzhaft und können durch eine mangelhafte Ernährung verursacht werden. Unzureichende Mengen an Magnesium, Ballaststoffen, Calcium, oder Kohlenhydrate sind die Hauptverursacher von Kopfschmerzen.

Deine Essgewohnheiten zu ändern kann diese Zustände verhindern oder lindern. Es gibt einige Studien und Nachforschungen, die einen Zusammenhang zwischen Kopfschmerzen und Lebensmittel betonen. Einige Lebensmittel wie brauner Reis, Gemüse und Früchte verfügen über wunderbare Eigenschaften, die Migräne und Kopfschmerzen abwenden.

Neben der Tatsache, dass sie Wundermittel gegen Kopfschmerzen und Migräne sind, basieren diese Rezepte auf rohen und gesunden Zutaten, die deine Gesundheit verbessern werden.

Ich habe gelernt, dass jede Person seine oder ihre ganz persönlichen Trigger besitzt, die Kopfschmerzen verursachen. Einige Menschen reagieren auf verschiedene Nahrungsmittel wie Eier, Fleisch, Schokolade etc., ohne dass sie sich der Tatsache bewusst sind, dass die Kopfschmerzen verursachen. Lachs dagegen ist reich an Omega-3-Fettsäuren und hilft bei Entzündungen, die zu Migräne und Kopfschmerzen führen.

Du solltest mit den Lebensmitteln, die du zu dir nimmst, experimentieren und darauf hören, was dein Körper dir sagt. Zum Beispiel solltest du Lebensmittel aus deinem Ernährungsplan streichen, wenn große Mengen davon zum Auftreten von Kopfschmerzen führen.

Dieses Buch bietet dir eine Sammlung Schmerz lindernder Lebensmittel, die dir dabei helfen mit diesem Problem umzugehen. Fleisch kommt nur selten in den Rezepten vor, weil es zu einem hormonellen Ungleichgewicht führt und eines der bedeutendsten Trigger für Kopfschmerzen und Migräne ist. Vollkorn, Gemüse, Bohnen und Früchte auf der anderen Seite sind die beste Wahl für deine Ernährung. Darin sind alle notwendiger Vitamine, Mineralien und andere Nährstoffe enthalten. Diese sind die Grundlage für eine ausgeglichene Ernährung und ein neues Leben ohne Kopfschmerzen und Migräne.

# 52 LÖSUNGEN GEGEN KOPFWEH UND MIGRÄNE: 52 REZEPTE, DIE DEINEN SCHMERZ UND DEIN LEIDEN SCHNELL UND EFFEKTIV BEENDEN

## 1. Polenta mit gebacktem Gemüse

**Zutaten:**

1 mittelgroße Blumenkohlkopf, in mundgerechte Stücke geschnitten

1 kleine Zwiebel, gewürfelt

1 kleiner Butternusskürbis, geschält und gewürfelt

1 Tasse Maismehl

1 Knoblauchzehe, gehackt

2 EL Kokosöl, geschmolzen

½ TL Gemüsewürzmischung

¼ TL Salz

¼ TL schwarzer Pfeffer, gemahlen

1 EL Butter

4 Tassen Wasser

**Zubereitung:**

Heize den Backofen auf 210°C vor.

Vermenge Knoblauch, Zwiebel, Blumenkohl und Butternusskürbis in einer großen Schüssel. Schmelze das Kokosöl und rühre es in die Mischung. Bestreue mit der Gemüsewürzmischung, Salz und Pfeffer. Rühre gut um.

Gib die Mischung in eine Auflaufform. Verteile sie darin gleichmäßig und stelle sie in den Backofen. Backe sie 40 Minuten oder bis das Gemüse weich ist. Rühre einige Male während des Backens um.

Verteile in der Zwischenzeit das Wasser in eine große antihaftbeschichtete Pfanne bei mittlerer-hoher Stufe. Bringe sie zum Kochen und gib Maismehl dazu. Rühre die Butter ein und bestreue mit einer Prise Salz. Rühre gleichmäßig 1 Minute. Drehe die Hitze auf niedrige Stufe und koche sie 40 Minuten, bis du eine cremige Polenta erhältst.

Gib die Polenta auf eine Servierplatte und garniere mit gebacktem Gemüse.

Serviere warm.

**Nährwertangabe pro Portion:** Kcal: 329, Protein: 4,2g, Kohlenhydrate: 43,6g, Fette: 14,5g

## 2. Grapefruit Brokkoli Smoothie

**Zutaten:**

1 Tasse Brokkoli, halbiert

1 mittelgroße Banane, in Scheiben

½ Grapefruit, geschält und gewürfelt

1 EL Sesamsamen

1 Tasse Wasser

**Zubereitung:**

Vermenge alle Zutaten in einer Küchenmaschine. Rühre, bis eine cremige Masse entsteht und gib alles in Gläser. Stelle sie 30 Minuten vor dem Servieren in den Kühlschrank.

**Nährwertangabe pro Portion:** Kcal: 265, Protein: 7,4g, Kohlenhydrate: 55,3g, Fette: 6,7g

### 3. Kartoffel Kasserolle

## Zutaten:

6 große Kartoffeln, geschält und halbiert

2 Tassen Brokkoli, halbiert

1 Tasse Cheddar, zerrieben

1 Tasse grüne Zwiebeln, gewürfelt

1 EL Olivenöl

¼ TL Salz

¼ TL schwarzer Pfeffer, gemahlen

## Zubereitung:

Heize den Backofen auf 180°C vor.

Lege die Kartoffeln in einen großen Topf kochendes Wasser. Koche sie, bis sie weich sind und nimm sie vom Herd. Drehe die Hitze ab und gieße das Wasser ab. Lass sie 10 Minuten abkühlen. Lege den Brokkoli in einen zweiten Topf mit kochendem Wasser und koche sie, bis sie weich sind. Nimm den Topf vom Herd und gieße das Wasser ab. Stelle sie zur Seite.

Halbiere die Kartoffeln und lege sie in eine eingefettete Auflaufform. Bilde eine zweite Schicht mit den halbierten Brokkoli. Garniere mit geriebenen Käse und stelle die Form in den Backofen. Backe sie 25 Minuten. Nimm die Form aus dem Ofen und bestreue mit gewürfelten Frühlingszwiebeln. Lass sie einige Minuten abkühlen und schneide sie in mundgerechte Stücke.

**Nährwertangabe pro Portion:** Kcal: 351, Protein: 13,2g, Kohlenhydrate: 60,7g, Fette: 6,4g

## 4. Garbanzo Salat

**Zutaten:**

2 Tassen Garbanzo Bohnen, vorgekocht

2 Tassen Kidney Bohnen, vorgekocht

3 Tassen Eisbergsalat, geputzt

1 große Tomate, gewürfelt

1 mittelgroße Gurke, in Scheiben

1 kleine Avocado, geschält, entkernt und gewürfelt

1 Tasse Joghurt, fettfrei

1 Knoblauchzehe, zermahlen

¼ TL Kümmel, gemahlen

**Zubereitung:**

Lege die Garbanzo und Kidney Bohnen in einen Topf mit kochendem Wasser. Koche sie, bis sie weich sind. Nimm den Topf vom Herd und lass sie einige Zeit abkühlen.

Vermenge dann Bohnen, Tomate und Gurke in einer großen Salatschüssel. Stelle sie zur Seite.

Vermenge in der Zwischenzeit Avocado, Joghurt, Kümmel und Knoblauch in einer Küchenmaschine. Rühre, bis eine geschmeidige Masse entsteht und träufle sie über den Salat.

Gib eine Handvoll geputzter Salat auf eine Servierplatte und garniere mit 2-3 Esslöffel des zuvor zubereiteten Salats.

Serviere im Anschluss.

**Nährwertangabe pro Portion:** Kcal: 171, Protein: 8,6g, Kohlenhydrate: 28,8g, Fette: 3,7g

## 5. Ofen gebackener Reis mit Frühlingszwiebeln

**Zutaten:**

2 Tassen Langkornreis

4 EL natives Olivenöl extra

1 TL Salz

3 ganze Eier

5 Frühlingszwiebeln, fein gewürfelt

½ TL schwarzer Pfeffer, frisch gemahlen

**Zubereitung:**

Heize den Backofen auf 180°C vor.

Bereite den Reis nach Packungsanweisung zu. Stelle ihn zur Seite.

Erhitze in einer mittelgroßen Bratpfanne zwei Esslöffel Olivenöl und füge die Zwiebeln bei. Brate sie 3-4 Minuten. Schlage in der Zwischenzeit die Eier und gib sie in eine Bratpfanne. Koche zwei Minuten, nimm die Pfanne vom Herd und vermenge den Inhalt mit Reis.

Verteile das restliche Olivenöl in eine kleine Kasserolle. Gib die Reismischung, Salz und Pfeffer. Backe 20 Minuten.

Serviere warm.

Anstatt im Ofen kannst du das Gericht auch in einem großen Wok zubereiten. Brate dazu den gekochten Reis einfach an, bis er leicht knusprig ist. Serviere.

**Nährwertangabe pro Portion:** Kcal: 409, Protein: 8,9g, Kohlenhydrate: 60g, Fette: 14,3g

## 6. Wassermelonen Salat

**Zutaten:**

6 Tassen Wassermelone, in mundgerechte Stücke geschnitten

2 EL Balsamicoessig

½ kleine rote Zwiebel, in Scheiben

1 EL frische Minze, grob gewürfelt

½ TL Salz

**Zubereitung:**

Gib die Zwiebel einen mittleren Topf. Gieße genug Wasser darauf, bis alles bedeckt ist und bestreue mit einer Prise Salz. Stelle alles 15 Minuten zur Seite. Gieße das Wasser ab und gib alles in eine große Salatschüssel.

Füge die Wassermelonenwürfel bei und beträufle mit Essig. Rühre gut um und garniere mit frischen Minzblättern.

**Nährwertangabe pro Portion:** Kcal: 53, Protein: 0,9g, Kohlenhydrate: 12,5g, Fette: 0,3g

## 7. Pochierter Lachs

**Zutaten:**

450g Wildlachsfilets, ohne Haut und Knochen

1 EL frischer Dill, fein gewürfelt

1 große Zwiebel, in Scheiben

2 kleine Karotten, in Scheiben

2 EL Zitronensaft

2 Lorbeerblätter

4 Tassen Wasser

**Zubereitung:**

Heize den Backofen auf 180°C vor.

Verteile das Wasser in einer großen Bratpfanne. Bringe es zum Kochen und füge Dill, Karotten, Zwiebel, Zitronensaft und Lorbeerblätter bei. Koche sie etwa 2-3 Minuten und nimm den Topf vom Herd. Stelle sie zur Seite.

Lege in der Zwischenzeit die Lachsfilets in eine große Auflaufform. Verteile die zuvor zubereitete Flüssigkeit darüber. Lege den Deckel darauf und stelle die Form in den

Backofen. Backe 20 Minuten. Nimm die Form hinaus und lass sie kurz abkühlen.

Serviere.

**Nährwertangabe pro Portion:** Kcal: 239, Protein: 24,5g, Kohlenhydrate: 6,3g, Fette: 5,2g

## 8. Ingwer Dattel Smoothie

**Zutaten:**

1 Tasse Spinat, gewürfelt

½ mittelgroße Avocado, entkernt, geschält, und gewürfelt

3 Datteln, entkernt und gewürfelt

1 EL Zitronensaft

1 EL frischer Ingwer, geraspelt

**Zubereitung:**

Vermenge alle Zutaten in einer Küchenmaschine. Verrühre, bis eine cremige Mischung entsteht. Gib alles in Gläser und stelle sie 15 Minuten in den Kühlschrank. Stelle sie noch etwas in den Kühlschrank, damit der Smoothie noch dickflüssiger wird.

**Nährwertangabe pro Portion:** Kcal: 389, Protein: 5,2g, Kohlenhydrate: 48,8g, Fette: 21,2g

## 9. Warme Brokkolisuppe

**Zutaten:**

55g frischer Brokkoli

55g Rosenkohl

Handvoll frische Petersilie, fein gewürfelt

1 TL getrockneter Thymian

1 EL frischer Zitronensaft

¼ TL Meersalz

**Zubereitung:**

Lege den Brokkoli in einen tiefen Topf und gieße genügend Wasser darüber, bis er damit bedeckt ist. Bringe es zum Kochen und koche, bis das Gemüse zart ist. Nimm den Topf vom Herd und gieße das Wasser ab.

Gib alles in eine Küchenmaschine. Füge die Petersilie, Thymian und etwa 1 Tasse Wasser dazu. Rühre, bis eine cremige Masse entsteht. Gib alles in einen Topf und gib etwas Wasser dazu. Bringe es zum Kochen und koche einige Minuten bei niedriger Temperatur. Würze mit Salz und gib etwas frischen Zitronensaft dazu. Serviere warm.

**Nährwertangabe pro Portion:** Kcal: 50, Protein: 3,7g, Kohlenhydrate: 9,9g, Fette: 0,6g

## 10. Gefüllte Tomaten

**Zutaten:**

280g Spinat, gewürfelt

4 mittelgroße Tomaten

½ Tasse Mozzarella, zerbröselt

½ Tasse Parmesan, gerieben

1 kleine Zwiebel, fein gewürfelt

2 EL frische Petersilie, fein gewürfelt

¼ TL Salz

¼ TL schwarzer Pfeffer, gemahlen

**Zubereitung:**

Heize den Backofen auf 180°C vor.

Gib den Spinat in einen Topf mit kochendem Wasser. Koche 2 Minuten, bis er zart ist. Nimm den Topf vom Herd und gieße das Wasser ab. Stelle ihn zur Seite.

Höhle die Tomaten aus und hebe das Fruchtfleisch auf. Würfle sie in kleine Stücke und gib sie zum Spinat. Rühre den Käse ein und vermenge gut. Löffle die Mischung in die

Tomaten. Lege die gefüllten Tomaten in eine große Auflaufform. Stelle sie in den Backofen und backe sie etwa 6-7 Minuten. Nimm die Form aus dem Ofen und lass sie kurz abkühlen.

**Nährwertangabe pro Portion:** Kcal: 159, Protein: 13,2g, Kohlenhydrate: 15,6g, Fette: 7,3g

## 11. Brauner Reis Champignon Risotto

**Zutaten:**

1 Tasse brauner Reis

1 Tasse Champignons, in Scheiben

½ mittelgroße Zwiebel, fein gewürfelt

3 Frühlingszwiebeln, in Scheiben

3 EL natives Olivenöl extra

½ TL Salz

1 TL getrockneter Majoran

**Zubereitung:**

Lege den Reis in einen tiefen Topf. Gib 2 Tassen Wasser darauf und bringe es zum Kochen. Drehe die Hitze ab und koche den Reis, bis das Wasser verdampft ist. Rühre gelegentlich um. Stelle ihn zur Seite.

Erhitze einen Esslöffel Olivenöl bei mittlerer-hoher Hitze. Gib gewürfelte Zwiebel dazu und brate sie 3-4 Minuten, rühre gelegentlich um. Füge die Champignons bei und koche sie, bis das Wasser verdampft ist.

Rühre das restloche Olivenöl, Reis, Frühlingszwiebeln, Salz und Majoran ein. Gib eine Tasse Wasser dazu und koche alles weitere 10 Minuten.

Serviere warm.

**Nährwertangabe pro Portion:** Kcal: 243, Protein: 16,4g, Kohlenhydrate: 24,5g, Fette: 11,3g

## 12. Erdnussbutter Smoothie

**Zutaten:**

1 mittelgroße Banane, in Scheiben

½ Tasse Griechischer Joghurt

1 EL Zimt, gemahlen

1 EL Erdnussbutter

1 EL Kokosmehl

**Zubereitung:**

Vermenge alle Zutaten in einer Küchenmaschine. Rühre, bis eine cremige Masse entsteht. Gib alles in ein Glas und stelle es 1 Stunde vor dem Servieren in den Kühlschrank.

**Nährwertangabe pro Portion:** Kcal: 216, Protein: 5,6g, Kohlenhydrate: 35,6g, Fette: 8,5g

## 13. Bohnen & Kürbis Eintopf

**Zutaten:**

1 mittelgroße Butternusskürbis, geschält und gewürfelt

4 Tassen schwarze Bohnen, in Dosen

4 große Tomaten, zerdrückt

1 kleine Zwiebel, in Scheiben

1 Knoblauchzehe, gehackt

4 mittelgroße Paprika, gewürfelt

1 TL Kümmel, gemahlen

1 TL getrockneter Oregano, gehackt

1 EL Olivenöl

¼ TL schwarzer Pfeffer, gemahlen

¼ TL Salz

**Zubereitung:**

Gib den Kürbis in einen Topf mit kochendem Wasser und koche ihn 10 Minuten, bis er zart ist. Gieße das Wasser ab und stelle ihn zur Seite.

Erhitze das Öl in einem großen Topf bei mittlerer-hoher Stufe. Füge Zwiebeln bei und brate sie 5 Minuten, bis sie glasig sind. Gib Bohnen, Knoblauch, Paprika, Kümmel und Oregano dazu und rühre um.

Gib die Tomaten in der Zwischenzeit in eine Küchenmaschine und rühre, bis eine geschmeidige Masse entsteht. Überführe die Masse in einen Topf und rühre gut um. Bringe sie zum Kochen und drehe die Hitze auf niedrige Stufe. Füge Kürbis bei, rühre um und lege den Deckel auf den Topf. Koche etwa 20-25 Minuten und nimm den Topf dann vom Herd. Bestreue mit etwas Salz und Pfeffer.

Serviere warm.

**Nährwertangabe pro Portion:** Kcal: 201, Protein: 8,2g, Kohlenhydrate: 40,3g, Fette: 3,7g

## 14. Curry Gemüse Salat

## Zutaten:

450g Brokkoli, halbiert

1 Tasse saure Sahne, fettfrei

2 große Tomaten, geviertelt

1 TL Currypulver

¼ TL trockener Senf

½ Tasse fettreduzierte Milch

5 Blätter Romanasalat

## Zubereitung:

Lege den Brokkoli in einen Topf mit kochendem Wasser und koche, bis er zart ist. Nimm den Topf vom Herd und gieße das Wasser ab. Gib alles in eine Schüssel und stelle sie 5 Minuten zum Abkühlen zur Seite.

Vermenge in der Zwischenzeit Milch, saure Sahne, Curry und Senf in einer Rührschüssel. Mische alles und verteile sie über den Brokkoli. Gib die Tomatenviertel dazu und rühre gut um.

Lege die Salatblätter auf eine Servierplatte und löffle den Salat darauf. Stelle sie 2 Stunden in den Kühlschrank, damit sich der Geschmack entfalten kann.

**Nährwertangabe pro Portion:** Kcal: 109, Protein: ,3.8g, Kohlenhydrate: 11,4g, Fette: 2,2g

## 15. Brauner Reispudding mit Himbeeren und Chiasamen

**Zutaten:**

¾ Tasse brauner Reis

1 Tasse Reismilch

¼ Tasse Honig

1 EL Mandelbutter

¼ TL Salz

½ Tasse Himbeeren

¼ Tasse Walnüsse

2 EL Chiasamen

**Zubereitung:**

Bringe 2 Tassen Wasser zum Kochen. Gib Reis dazu und senke die Hitze. Lege den Deckel darauf und koche etwa 15 Minuten.

Gib dann eine Tasse Reismilch, Honig, Mandelbutter und Salz dazu. Koche alles weitere fünf Minuten. Nimm den Topf vom Herd und lass den Inhalt kurz abkühlen.

Garniere mit frischen Himbeeren, Walnüssen und Chiasamen. Serviere.

**Nährwertangabe pro Portion:** Kcal: 240, Protein: 5,7g, Kohlenhydrate: 36,7g, Fette: 8,4g

## 16. Knusprige Blumenkohlscheiben

**Zutaten:**

1 Tasse frische Champignons

3 EL Leinsamen plus 9 EL Wasser

¾ Tasse Chiasamen

¾ Tasse brauner Reis

¾ Tasse Buchweizen-Brotkrumen

1 TL Estragon

1 TL Petersilie

1 TL Knoblauchpulver

1 Tasse gewürfelter Spinat

**Zubereitung:**

Verteile 1 Tasse Wasser in eine kleine Bratpfanne. Bringe sie zum Kochen und koche den Reis darin, bis er klebrig ist. Das sollte etwa 10 Minuten dauern.

Koche zur gleichen Zeit in einem zweiten Topf die Chiasamen, bis sie weich sind. Würfle die Champignons fein. Spüle den Spinat leicht ab. Vermische alle Zutaten in einer großen Schüssel. Stelle die Schüssel in den Kühlschrank und lasse sie dort 15 bis 30 Minuten abkühlen.

Nimm die Mischung aus dem Kühlschrank und forme daraus kleine Küchlein. Dabei sollte die Arbeitsfläche sauber und eingefettet sind, bevor die Küchlein daran bei mittlerer Temperatur etwa 5 Minuten auf beiden Seiten.

**Nährwertangabe pro Portion:** Kcal: 220, Protein: 6,1g, Kohlenhydrate: 40,1g, Fette: 3,6g

## 17. Tomate Erdbeer Smoothie

## Zutaten:

½ Cantaloupe, geschält und gewürfelt

1 Tasse Orangensaft

1 Tasse Erdbeeren, halbiert

1 mittelgroße Tomate, gewürfelt

## Zubereitung:

Vermenge alle Zutaten in einem Mixer. Gib einige Eiswürfel bei und rühre, bis eine geschmeidige Masse entsteht. Gieße den Inhalt in Gläser und serviere im Anschluss!

**Nährwertangabe pro Portion:** Kcal: 253, Protein: 5,3g, Kohlenhydrate: 62,4g, Fette: 1,2g

## 18. Ingwer Quinoa Porridge

**Zutaten:**

1/2 Tasse Orangensaft

1 TL frischer Ingwer, geraspelt

½ Tasse Datteln, entkernt und gewürfelt

1 Tasse weißes Quinoa, vorgekocht

½ Tasse getrocknete Aprikosen, gewürfelt

1 TL frische Orangenschale, gerieben

1 EL geröstete Mandeln, gewürfelt

¼ TL Zimt, gemahlen

**Zubereitung:**

Gib die Quinoa in einen Topf mit kochendem Wasser. Koche sie 3 Minuten und drehe die Hitze auf niedrige Stufe. Koche sie weitere 10 Minuten, bis sie weich sind. Füge die restlichen Zutaten bei außer die Mandeln und rühre gut um. Nimm dem Topf vom Herd und stelle ihn 10 Minuten zum Abkühlen zur Seite. Garniere mit gewürfelten Mandeln und serviere.

**Nährwertangabe pro Portion:** Kcal: 171, Protein: 5,2g, Kohlenhydrate: 32,5g, Fette: 4,7g

## 19. Cremige Kürbissuppe

**Zutaten:**

1350g Kürbis, geschält und gewürfelt

2 kleine Zwiebeln, in Scheiben

5 Tassen Hühnerbrühe

2 Tassen fettreduzierte Milch

3 EL Griechischer Joghurt

2 EL Kürbissamen

1 Knoblauchzehe, gehackt

1 TL Gemüseöl

¼ TL Salz

¼ TL schwarzer Pfeffer, gemahlen

**Zubereitung:**

Erhitze das Öl in einer großen antihaftbeschichteten Bratpfanne bei mittlerer-hoher Stufe. Gib Zwiebeln bei und brate, bis sie weich sind. Füge die Gemüsebrühe, Kürbiswürfel, Milch, Salbei und Knoblauch bei. Bringe sie zum Kochen und drehe die Hitze auf niedrige Stufe. Lege den Deckel auf den Topf und koche 35 Minuten. Nimm den

Topf vom Herd und stelle ihn 10 Minuten zum Abkühlen zur Seite.

Gib die Mischung in eine Küchenmaschine. Rühre, bis eine geschmeidige Masse entsteht. Gib alles in eine Schüssel oder in die zuvor benutzte Bratpfanne. Füge eine Prise Salz bei, würze mit Pfeffer und rühre gut um.

Serviere warm.

**Nährwertangabe pro Portion:** Kcal: 191, Protein: 4,3g, Kohlenhydrate: 27,7g, Fette: 4,1g

## 20. Nuss Frucht Smoothie

**Zutaten:**

2 große Orangen, geschält und geviertelt

2 mittelgroße Äpfel, geviertelt

1 kleine Mango, geschält, entkernt und gewürfelt

1 kleine Karotte, in Scheiben

½ TL Nussmischung

1 TL Zimt, gemahlen

1 EL Honig

½ Tasse Wasser

**Zubereitung:**

Vermenge alle Zutaten in einer Küchenmaschine. Rühre, bis eine geschmeidige Masse entsteht und gib alles in Gläser. Stelle sie 30 Minuten vor dem Servieren in den Kühlschrank.

**Nährwertangabe pro Portion:** Kcal: 316, Protein: 3,6g, Kohlenhydrate: 79,5g, Fette: 1,8g

## 21. Zucchini Lasagne

## Zutaten:

1 mittelgroße Zucchini, geschält und gewürfelt

55g Parmesan, gerieben

55g Hüttenkäse, zerbröselt

55g Mozzarella, gerieben

230g Lasagneblätter, vorgekocht

2 Tassen Tomatensauce

1 kleine Zwiebel, in Scheiben

1 Knoblauchzehe, gehackt

¼ TL Oregano, gemahlen

2 TL getrockneter Basilikum, gemahlen

½ TL Cayennepfeffer, gemahlen

¼ TL Salz

## Zubereitung:

Heize den Backofen auf 180°C vor.

Gib die Zucchini in einen Topf mit kochendem Wasser. Koche sie, bis sie weich ist und nimm den Topf vom Herd, damit er 5 Minuten abkühlen kann. Gieße das Wasser ab und schneide die Zucchini in klein, mundgerechte Stücke. Stelle sie zur Seite.

Vermenge die verschiedenen Käsesorten in einer Rührschüssel. Verteile ihn in die Tomatensauce und rühre gut um.

Fette eine große Auflaufform mit etwas Öl ein. Verteile die Käse-Tomate-Mischung darüber und bilde darauf die erste Schicht. Gib eine Schicht Nudeln darauf, dann eine Schicht Zucchinischeiben. Wiederhole das Ganze, bis alle Zutaten aufgebraucht sind. Gib etwas Käse darauf und 1 Esslöffel Tomatensauce. Bestreue mit Cayennepfeffer für einen zusätzlichen Geschmack.

Bedecke mit Folie und stelle die Form in den Ofen. Backe 30 Minuten und nimm die Form dann zum Abkühlen aus dem Ofen

Schneide in Portionen und serviere warm.

**Nährwertangabe pro Portion:** Kcal: 275, Protein: 18,3g, Kohlenhydrate: 41,3g, Fette: 5,4g

## 22. Magere Detox Smoothie

**Zutaten:**

¼ Tasse geröstete Mandeln, fein gewürfelt

¼ Tasse Babyspinat, fein gewürfelt

¼ Tasse Rucola

1 EL Mandelbutter

½ TL gemahlene Kurkuma

1 Tasse Reismilch

Handvoll Eiswürfel

**Zubereitung:**

Vermenge alle Zutaten in einem Mixer. Mische gut.

**Nährwertangabe pro Portion:** Kcal: 181, Protein: 4,6g, Kohlenhydrate: 17,1g, Fette: 11,5g

## 23. Pute & Champignons Eintopf

**Zutaten:**

450g Putenbrust, ohne Haut und Knochen

150g Champignons, gewürfelt

2 Knoblauchzehen, gehackt

1 EL frische Petersilie, fein gewürfelt

1 EL Honig, natur

½ TL Salz

¼ TL schwarzer Pfeffer, gemahlen

**Zubereitung:**

Vermenge alle Zutaten außer dem Honig in einem Schongarer. Gieße genügend Wasser bei, damit alle Zutaten bedeckt sind. Lege den Deckel auf den Topf und koche 7 Stunden. Nimm dem Topf vom Herd und lass ihn 20 Minuten ruhen. Nimm den Deckel ab und lass den Inhalt 10 Minuten abkühlen und rühre dann den Honig ein.

**Nährwertangabe pro Portion:** Kcal: 116, Protein: 16,5g, Kohlenhydrate: 8,8g, Fette: 1,7g

## 24. Quinoa Muffins

**Zutaten:**

1,5 Tassen Quinoamehl

0,5 Tasse Buchweizenmehl

3 EL Mandelbutter

1 Tasse Mandelmilch

½ Tasse Honig

1 TL Backpulver

½ TL Salz

2 EL roher Kakao

2 EL Leinsamen plus 6 EL Wasser

1 TL Bio-Vanilleextrakt

1 TL Zitronenschale

**Zubereitung:**

Heize den Backofen auf 160°C vor. Lege 6 Muffinformen mit Backpapier aus.

Vermenge alle trockenen Zutaten in einer großen Schüssel. Rühre vorsichtig die Mandelmilch sowie Mandelbutter ein und vermische gut. Füge Leinsamen, Wasser sowie Zitronenschale bei. Rühre um, bis alles gut verarbeitet ist.

Teile die Mischung mit einem Löffel oder einem Eisportionierer auf die Formen auf. Backe sie 20 bis 30 Minuten. Mache mit einer Gabel die Probe: Kommt sie beim Hineinstechen sauber wieder heraus, dann sind die Muffins gut.

**Nährwertangabe pro Portion:** Kcal: 182, Protein: 4,2g, Kohlenhydrate: 12,3g, Fette: 14,6g

## 25. Ananas Smoothie

**Zutaten:**

1 Tasse Ananas, in Dosen

1 Tasse Griechischer Joghurt

½ mittelgroße Banane, in Scheiben

½ Tasse Erdbeeren, halbiert

1 TL Vanilleextrakt

**Zubereitung:**

Vermenge alle Zutaten in einer Küchenmaschine. Rühre, bis eine geschmeidige Masse entsteht. Gib einige Eiswürfel bei und rühre erneut um. Verteile alles in Gläser und serviere im Anschluss.

**Nährwertangabe pro Portion:** Kcal: 122, Protein: 6,3g, Kohlenhydrate: 24,3g, Fette: 0,8g

## 26. Reisjoghurt mit frischen Pflaumen und Chiasamen

**Zutaten:**

2 EL Chiasamen, eingetränkt

½ Tasse Mandelmilch

½ Tasse Reisjoghurt

45g Quinoa

½ Tasse Wasser

2 mittelgroße Pflaumen, in Scheiben

1 EL Honig

**Zubereitung:**

Vermenge das Wasser und Mandelmilch in einer mittelgroßen Bratpfanne. Bringe sie zum Kochen und füge die Quinoa bei. Senke die Hitze und koche etwa 20 Minuten, bis die Flüssigkeit verdampft ist.

Gib die gekochte Quinoa in eine Schüssel. Rühre den Reisjoghurt und Chiasamen ein.

Garniere mit Pflaumenscheiben und serviere.

**Nährwertangabe pro Portion:** Kcal: 241, Protein: 4,9g, Kohlenhydrate: 25g, Fette: 15,8g

## 27. Reis mit Pekannüsse

**Zutaten:**

280g brauner Reis

1 kleine Zwiebel, gewürfelt

1 Tasse frische Sellerie, fein gewürfelt

1 mittelgroße Paprika, gewürfelt

2 EL Pekannüsse, grob gewürfelt

1 EL getrockneter Salbei, gemahlen

2 EL Gemüseöl

1 Tasse Hühnerbrühe, ungesalzen

155g Wasser

¼ TL Salz

**Zubereitung:**

Vermenge Hühnerbrühe und Wasser in einem großen Topf und bringe sie zum Kochen. Gib Reis dazu und rühre gut um. Drehe die Hitze auf niedrige Stufe und lege den Deckel auf den Topf. Koche etwa 15-20 Minuten. Nimm den Topf vom Herd und lass sie 5-6 Minuten abkühlen. Stelle ihn zur Seite.

Erhitze das Öl in einer großen antihaftbeschichteten Pfanne bei niedriger Stufe. Gib Zwiebeln dazu und brate sie, bis sie glasig sind. Rühre den Sellerie ein und koche ihn weitere 5 Minuten. Füge dann alle Zutaten bei außer die Pekannüsse. Rühre den zuvor gekochten Reis ein und vermenge gut. Koche alles 1 weitere Minute. Nimm den Topf vom Herd und serviere warm.

**Nährwertangabe pro Portion:** Kcal: 140, Protein: 2,8g, Kohlenhydrate: 22,3g, Fette: 5,7g

## 28. Gedünstetes Hühnchen

**Zutaten:**

450g Hühnerbeine, in mundgerechte Stücke geschnitten

¼ TL Ingwer, gemahlen

2 Ingwerstangen, 2 cm lang

1 EL Knoblauch, gehackt

1 Tasse Frühlingszwiebeln

¼ TL Salz

3 EL Olivenöl

**Zubereitung:**

Reibe das Hühnchen mit Ingwer und Salz ein. Stelle das Hühnchen 10 Minuten zum Marinieren zur Seite.

Nimm eine große Auflaufform und lege die Ingwerstange und den Knoblauch auf den Boden. Verteile die Hühnerwürfel darüber.

Dünste etwa 30-35 Minuten bei hoher Stufe. Nimm den Topf zum Abkühlen vom Herd. Lege alles in Plastikbeutel und lege ihn in kaltes Wasser.

Entferne die Knochen und ordne es zum Servieren an. Vermenge in der Zwischenzeit Zwiebeln, Öl und eine Prise Salz in einer Rührschüssel. Garniere damit das Huhn.

Serviere mit etwas gekochtem Gemüse, wie z.B. Brokkoli, Blumenkohl, etc.

**Nährwertangabe pro Portion:** Kcal: 254, Protein: 26,7g, Kohlenhydrate: 3,2g, Fette: 15,.3g

## 29. Reis Kasserolle

**Zutaten:**

2 große Brokkoli, gewürfelt

200g Rosenkohl, halbiert

1 Tasse Quinoa, abgespült

4 Tassen selbstgemachte Gemüsebrühe

2 kleine Zwiebeln, fein gewürfelt

1 Tasse saure Sahne

2 TL getrockneter Thymian

4 EL natives Olivenöl extra

Salz und Pfeffer zum Würzen

**Zubereitung:**

Heize den Backofen auf 200°C vor.

Vermenge in einer großen Bratpfanne Quinoa mit Gemüsebrühe und getrocknetem Thymian. Würze mit etwas Salz und Pfeffer und bringe alles zum Kochen. Senke die Hitze ab und koche etwa 12-15 Minuten, bis die

Flüssigkeit aufgenommen wurde. Nimm den Topf vom Herd und stelle ihn zur Seite.

Erhitze das Olivenöl in einer großen Bratpfanne. Gib Zwiebeln dazu und brate sie 2-3 Minuten, bis sie glasig sind. Füge den gewürfelten Brokkoli und Rosenkohl dazu. Koche alles weitere zehn Minuten, oder bis der Brokkoli und Rosenkohl zart sind.

Vermenge die Brokkolimischung mit dem Quinoa in einer großen Schüssel. Gib die Sahne dazu und rühre gut um. Gib alles in eine leicht eingefettete Kasserolle. Backe sie etwa 20 Minuten, die Oberfläche leicht gebräunt und knusprig ist.

Serviere!

**Nährwertangabe pro Portion:** Kcal: 352, Protein: 13g, Kohlenhydrate: 36,3g, Fette: 18,2g

## 30. Quinoa Artischocke Suppe

**Zutaten:**

400g Artischockenherzen, in Dosen

4 Tassen Gemüsebrühe, ungesalzen

1 Tasse weiße Quinoa, vorgekocht

1 kleine Zwiebel, in Scheiben

2 EL frischer Zitronensaft

1 Knoblauchzehe, gehackt

1 Tasse fettreduzierte Milch

1 TL brauner Zucker

¼ TL Salz

¼ TL schwarzer Pfeffer, gemahlen

**Zubereitung:**

Gib die Quinoa in eine große antihaftbeschichtete Pfanne bei mittlerer-hoher Stufe. Koche 5 Minuten, rühre gelegentlich um. Nimm die Pfanne vom Herd und gib die Quinoa in eine andere Schüssel. Die Pfanne benötigst du wieder.

Erhitze das Öl in der gleichen Pfanne und gib Zwiebeln und Knoblauch dazu. Brate, bis sie glasig sind. Füge Gemüsebrühe, Zitronensaft, und die zuvor geröstete Quinoa bei.

Bringe alles zum Kochen und drehe die Hitze auf niedrige Stufe. Lege den Deckel auf den Topf und lass alles 15 Minuten köcheln, bis der Inhalt zart ist.

Gib dann die Artischocken dazu und koche weitere 5-7 Minuten. Nimm den Topf vom Herd und püriere die Suppe mit einem elektrischen Mixer.

Stelle sie Suppe wieder warm und gib Zucker und Milch dazu. Rühre 2 Minuten um. Nimm vom Herd und bestreue mit Salz und Pfeffer. Serviere warm.

**Nährwertangabe pro Portion:** Kcal: 191, Protein: 10,3g, Kohlenhydrate: 27,4g, Fette: 5,3g

## 31. Schnelle Ahorn-Pekannuss-Haferflocken

**Zutaten:**

2 Tassen Haferflocken

2 EL Kokosmehl

½ Tasse Pekannüsse, grob gewürfelt

3 EL Rosinen, gewürfelt

3 EL Ahornsirup

1 EL Honig

1 TL Zimt, gemahlen

1 TL Vanilleextrakt

**Zubereitung:**

Bereite die Haferflocken nach Packungsanweisung zu. Nimm sie vom Herd und lass sie abkühlen. Gib alles in eine große Schüssel und füge alle anderen Zutaten bei.

Rühre gut um und serviere mit etwas zusätzlichen Nüssen, wenn du möchtest.

**Nährwertangabe pro Portion:** Kcal: 313, Protein: 5,6g, Kohlenhydrate: 63,5g, Fette: 3,6g

## 32. Spargel-Lauch-Suppe

**Zutaten:**

450g frischer Wildspargel, zermahlen und gewürfelt

1 Tasse Lauch, gewürfelt

2 Tassen Gemüsebrühe, ungesalzen

2 mittelgroße Kartoffeln, geschält und gewürfelt

2 Knoblauchzehen, gehackt

1 EL Olivenöl

½ Tasse grüne Bohnen, vorgekocht

1 EL frische Petersilie, fein gewürfelt

2 Tassen fettreduzierte Milch

¼ TL Zitronensaft

¼ TL Salz

¼ TL schwarzer Pfeffer, gemahlen

**Zubereitung:**

Erhitze das Öl in einer großen Bratpfanne bei mittlerer-hoher Stufe. Gib den Lauch dazu und koche etwa 5-7

Minuten, bis er weich ist. Füge Knoblauch bei und koche eine weitere Minute. Rühre gelegentlich um.

Gieße die Gemüsebrühe bei. Drehe die Hitze auf höchste Stufe und gib die Kartoffeln dazu. Lege den Deckel auf den Topf und koche, bis die Kartoffeln zart sind. Gib den Spargel und die grünen Bohnen dazu. Koche weitere 4-5 Minuten. Nimm den Topf vom Herd und rühre alle restlichen Zutaten ein. Rühre gut um und gib alles in eine Küchenmaschine oder einen Mixer. Mische, bis eine cremige Masse entsteht. Gib die Mischung in die Bratpfanne.

Koche 15 Minuten bei niedriger Stufe und nimm den Topf vom Herd. Lass ihn abkühlen und serviere.

**Nährwertangabe pro Portion:** Kcal: 190, Protein: 8,7g, Kohlenhydrate: 28,8g, Fette: 4,7g

### 33. Süße Reisnudeln

**Zutaten:**

400g Reisnudeln

2 EL Olivenöl

2 TL gemahlene Kurkuma

2 Tassen Kokosmilch

½ Tasse saure Sahne

2 EL Mandelbutter

¼ Tasse frische Limettensaft

Handvoll geröstete Cashews

1 TL Honig

1 mittelgroße Zwiebel, fein gewürfelt

1 EL frischer Ingwer, geraspelt

**Zubereitung:**

Weiche die Nudeln fünf Minuten ein. Gieße das Wasser ab und stelle sie zur Seite.

Erhitze das Olivenöl und gib die gemahlene Kurkuma dazu. Koche kur etwa eine Minute. Füge die Kokosmilch bei und bringe sie zum Kochen. Senke die Hitze ab und gib Mandelbutter, saure Sahne, frischer Limettensaft, Cashews, Honig, gewürfelte Zwiebel und frischer Ingwer. Koche etwa weitere fünf Minuten.

Gib die Nudeln dazu und rühre gut um. Lege den Deckel darauf und erhitze alles. Serviere.

**Nährwertangabe pro Portion:** Kcal: 342, Protein: 3,9g, Kohlenhydrate: 24,7g, Fette: 27g

## 34. Eis-Cappuccino-Smoothie

**Zutaten:**

1 TL Instant-Espressopulver

1 EL flüssige Schokolade

1 Tasse fettreduzierte Milch

¼ TL Zimt

1 TL Honig

**Zubereitung:**

Vermenge alle Zutaten in einem Mixer außer dem Zimt. Rühre, bis eine geschmeidige Masse entsteht. Gib einige Eiswürfel dazu und mische gut. Verteile alles in Gläser. Bestreue mit Zimt und serviere.

**Nährwertangabe pro Portion:** Kcal: 169, Protein: 8,7g, Kohlenhydrate: 24,3g, Fette: 3,1g

## 35. Mandeljoghurt mit Nüssen

**Zutaten:**

1 Tasse Mandeljoghurt

Handvoll Walnüsse, gewürfelt

1 EL Chiasamen

1 EL selbstgemachte Feigenmarmelade

**Zubereitung:**

Vermenge eine Tasse Mandeljoghurt mit Chiasamen. Garniere mit gewürfelten Nüssen und Feigenmarmelade. Serviere im Anschluss!

**Nährwertangabe pro Portion:** Kcal: 192, Protein: 6,1g, Kohlenhydrate: 33g, Fette: 7,9g

## 36. Lila Frühlingssalat

**Zutaten:**

½ mittlerer Rotkohl

2 große Frühlingszwiebeln, in Scheiben

2 mittelgroße Karotten, in Scheiben

¼ Tasse natives Olivenöl extra

2 EL frischer Zitronensaft

½ TL Meersalz

½ TL frisch gemahlener schwarzer Pfeffer

**Zubereitung:**

Schneide den Kohl in große Stücke und gib ihn in eine Küchenmaschine. Verrühre ihn auf höchster Stufe, bis er grob gewürfelt ist. Sei vorsichtig, nicht zu lange zu rühren.

Vermenge den Kohl mit den Karottenscheiben und Frühlingszwiebeln. Garniere mit Olivenöl, Zitronensaft, Meersalz und schwarzem Pfeffer.

**Nährwertangabe pro Portion:** Kcal: 254, Protein: 1,1g, Kohlenhydrate: 8,5g, Fette: 25,4g

## 37. Rosmarin Couscous

**Zutaten:**

1 Tasse Instant-Couscous

2 große Karotten

½ TL getrockneter Rosmarin

1 Tasse grüne Bohnen, gekocht und gieße das Wasser ab

10 grüne Oliven, entkernt

1 EL Zitronensaft

1 EL Orangensaft

1 EL Orangenschale

4 EL Olivenöl

½ TL Salz

**Zubereitung:**

Wasche und schäle die Karotten. Schneide sie in dünne Scheiben. Erhitze 2 EL Olivenöl in einer großen Pfanne bei mittlerer Hitze.

Gib die Karotten dazu und brate sie, rühre gelegentlich dabei um. Sie sollten nach etwa 10-15 Minuten zart sein. Füge Rosmarin, grüne Bohnen, Oliven und Orangensaft bei. Vermische alles.

Koche weiter und rühre immer wieder um.

Vermenge Zitronensaft mit 1 Tasse Wasser. Gib die Mischung in eine Bratpfanne und mische sie mit 2 EL Olivenöl, Orangenschale und Salz. Koche sie auf und füge den Couscous bei. Nimm den Topf vom Herd und lass ihn etwa 15 Minuten ruhen.

Verteile die beiden Mischungen in eine große Schüssel und verrühre sie mit einem Löffel.

**Nährwertangabe pro Portion:** Kcal: 396, Protein: 1,8g, Kohlenhydrate: 12,9g, Fette: 28g

## 38. Magere gegrillte Avocado

**Zutaten:**

1 große Avocado, gewürfelt

¼ Tasse Wasser

1 EL gemahlenes Curry

2 EL Olivenöl

1 EL Tomatensauce

1 TL gehackte Petersilie

¼ TL roter Pfeffer

¼ TL Meersalz

**Zubereitung:**

Erhitze Olivenöl in einer großen Bratpfanne bei mittlerer Hitze. Vermenge in einer kleinen Schüssel das gemahlene Curry, Tomatensauce, die gehackte Petersilie, roter Pfeffer und Meersalz. Füge Wasser bei und koche etwa 5 Minuten auf mittlerer Stufe.

Gib die gewürfelte Avocado bei, rühre gut um und koche wieder mehrere Minuten, bis die gesamte Flüssigkeit verdampft ist. Drehe die Hitze ab und lege den Deckel auf den Topf.

Lass ihn etwa 15-20 Minuten vor dem Servieren abkühlen.

**Nährwertangabe pro Portion:** Kcal: 332, Protein: 2,2g, Kohlenhydrate: 10,2g, Fette: 33g

## 39. Pute Blumenkohl Omelette

**Zutaten:**

450g Putenbrust, ohne Knochen und Haut

900g Blumenkohl, zerbröselt

4 Knoblauchzehen, zermahlen

3 große Eier

1 Tasse Frühlingszwiebeln, gewürfelt

4 EL Olivenöl

¼ TL Meersalz

¼ TL schwarzer Pfeffer, gemahlen

**Zubereitung:**

Trockne den Blumenkohl gut ab und lege ihn in eine große Schüssel. Stelle ihn zur Seite.

Erhitze das Öl in einer großen Bratpfanne bei mittlerer-hoher Stufe. Füge Knoblauch bei und brate ihn, bis er glasig ist. Gib das Fleisch dazu und koche alles etwa 10-15 Minuten, bis das Fleisch gar ist. Drehe die Hitze auf niedrige Stufe.

Schlage in der Zwischenzeit die Eier in einer Rührschüssel und verteile sie in einer Bratpfanne. Rühre den zerbröselten Blumenkohl ein. Würze mit einer Prise Salz und Pfeffer. Koche, bis die Eier gebraten sind oder der Blumenkohl leicht knusprig ist.

Schneide die Frühlingszwiebel und verteile sie über das Fleisch. Koche es eine weitere Minute und nimm es dann vom Herd. Würze mit Salz, wenn nötig.

Serviere warm.

**Nährwertangabe pro Portion:** Kcal: 361, Protein: 29,3g, Kohlenhydrate: 20,1g, Fette: 19,3g

## 40. Gebackte Champignons in Tomatensauce

**Zutaten:**

1 Tasse Champignons

1 große Tomate

3 EL Olivenöl

2 Knoblauchzehen

1 EL frischer Basilikum

Salz und Pfeffer

**Zubereitung:**

Wasche und schäle die Tomate. Schneide sie in kleine Stücke. Würfle den Knoblauch und mische ihn mit der Tomate und frischem Basilikum. Erhitze das Olivenöl in einer Bratpfanne und gib die Tomate dazu. Füge ¼ Tasse Wasser bei, mische gut und koche etwa 15 Minuten auf niedriger Stufe, bis das Wasser verdampft ist. Rühre zwischendurch um. Nach etwa 15 Minuten, wenn das gesamte Wasser verdampft ist, kannst du den Topf vom Herd nehmen.

Wasche die Champignons und gieße das Wasser. Lege sie in eine Auflaufform und verteile die Tomatensauce darüber. Würze mit Salz und Pfeffer.

Heize den Backofen auf 150°C vor und backe alles etwa 10-15 Minuten.

**Nährwertangabe pro Portion:** Kcal: 209, Protein: 2,1g, Kohlenhydrate: 5,8g, Fette: 21,4g

## 41. Saure Kartoffelsuppe

**Zutaten:**

1 große Kartoffel, geschält und in mundgerechte Stücke gewürfelt

1 mittelgroße Zwiebel, geschält und fein gewürfelt

2 kleine Karotten, in Scheiben

4 Tassen Gemüsebrühe

Handvoll frische Petersilie

1 EL Apfelweinessig

1 TL Salz

½ TL Pfeffer

2 EL natives Olivenöl extra

**Zubereitung:**

Erhitze das Olivenöl in einer Bratpfanne. Gib die Zwiebeln dazu und brate sie, bis sie glasig sind. Füge die Karottenscheiben und Kartoffeln bei. Koche alles weiter fünf Minuten.

Gieße die Gemüsebrühe dazu, füge den Essig, Salz und Pfeffer bei. Drehe die Hitze auf niedrige Stufe ab und koche sie, bis die Kartoffeln zart sind.

Serviere warm.

**Nährwertangabe pro Portion:** Kcal: 192, Protein: 7,2g, Kohlenhydrate: 22,3, Fette: 8,5g

## 42. Champignonsalat mit Gorgonzola

**Zutaten:**

450g Champignons, gewürfelt

115g Gorgonzola, zerbröselt

1 Paprika, geröstet, fein gewürfelt

1 Tasse Romanasalat, gewürfelt

1 Tasse saure Sahne

1 EL Mayonnaise

1 EL Balsamicoessig

1 Knoblauchzehe, gehackt

1 EL Butter

¼ TL Salz

¼ TL schwarzer Pfeffer, gemahlen

**Zubereitung:**

Vermenge den Käse, saure Sahne, Essig, Mayonnaise, roter Pfeffer und Knoblauch in einer großen Rührschüssel. Zerdrücke sie mit einer Gabel oder verwende einen elektrischen Mixer dazu. Bestreue mit etwas Salz und Pfeffer und stelle alles zu Seite, damit sich der Geschmack entfalten kann.

Schmelze die Butter in einer großen Bratpfanne bei mittlerer-hoher Stufe. Gib die Champignons dazu und brate sie Minuten, bis sie gar sind. Rühre immer wieder um. Nimm sie dann vom Herd.

Gib eine Handvoll Salat auf eine Servierplatte und löffle die gerade zubereitete Käsemischung darauf. Garniere mit Champignons und serviere.

**Nährwertangabe pro Portion:** Kcal: 298, Protein: 12,1g, Kohlenhydrate: 11,9g, Fette: 24,6g

## 43. Mit Thunfisch gefüllte Aubergine

**Zutaten:**

450g Thunfischsteaks, ohne Haut und Knochen

2 mittelgroße Auberginen, halbiert

3 EL Kapern, gieße das Wasser ab

1 EL Olivenöl

½ EL Butter, geschmolzen

2 EL frischer Basilikum, fein gewürfelt

¼ TL Salz

**Zubereitung:**

Heize den Backofen auf 180°C vor.

Vermenge den Thunfisch, Butter und die Kapern in einer Küchenmaschine. Rühre, bis eine geschmeidige Masse entsteht und gib alles in eine mittlere Schüssel. Rühre den Basilikum ein und stelle die Schüssel zur Seite.

Nimm eine große Auflaufform und lege sie mit etwas Backpapier aus. Verteile die Auberginenhälften darauf und beträufle mit etwas Olivenöl. Stelle sie in den Backofen und backe die Auberginen, bis sie zart sind. Nimm die Form aus dem Ofen und lass sie 10 Minuten abkühlen.

Löffle die Thunfischmischung in jede Aubergine. Bestreue mit Salz. Garniere mit zusätzlichen Kapern oder geriebenen Käse. Serviere.

**Nährwertangabe pro Portion:** Kcal: 322, Protein: 36,1g, Kohlenhydrate: 16,3g, Fette: 12,6g

## 44. Gekochte Eier

**Zutaten:**

2 mittelgroße Zwiebeln

4 gekochte Eier

1 Tasse gewürfelte Cornichons

1 TL geriebener frischer Ingwer

1 EL fettreduzierte Sahne

1 EL Zitronensaft

1 EL Olivenöl

1 TL gemahlene Kurkuma

Salz zum Würzen

**Zubereitung:**

Schäle und schneide die Zwiebeln. Salze sie und lass sie etwa 5 Minuten so stehen. Wasche sie dann und drücke sie aus. Träufle etwas Zitronensaft darüber und lass sie stehen.

Gib die Eier in einen Topf mit kochendem Wasser. Sei sehr vorsichtige, damit die Eier nicht zerbrechen.

Nimm dir meinen Tipp zu herzen, die Eier mit 1 EL Backnatron ins kochende Wasser zu geben. Das vereinfacht das Schälen später.

Koche die Eier 8 Minuten. Stoppe die Zeit mit einer Küchenuhr oder schau auf die Uhr. Gieße das Wasser nach 8 Minuten ab und schrecke die Eier mit kaltem Wasser ab. Schäle und schneide die Eier.

Vermenge sie mit gewürfelten Cornichons und Ingwer. Füge Zwiebeln bei und würze mit Olivenöl, fettreduzierter Sahne, Salz und Kurkuma. Serviere kalt.

**Nährwertangabe pro Portion:** Kcal: 247, Protein: 12,8g, Kohlenhydrate: 14,2g, Fette: 16,2g

## 45. Kiwi Banane Smoothie

**Zutaten:**

2 mittelgroße Kiwi, geschält

1 große Banane, in Scheiben

1 EL Zitronensaft

½ Tasse Griechischer Joghurt

1 EL Honig

**Zubereitung:**

Vermenge alle Zutaten in einer Küchenmaschine. Rühre, bis eine geschmeidige Masse entsteht. Gib einige Eiswürfel dazu und mische alles weitere 30 Sekunden. Verteile die Mischung in Gläser. Garniere mit zusätzlichem Honig für mehr Süße.

**Nährwertangabe pro Portion:** Kcal: 178, Protein: 6,7g, Kohlenhydrate: 37,5g, Fette: 1,7g

## 46. Garnelen in Tomatensauce mit Kartoffeln

**Zutaten:**

155g Garnelen, geschält und entdarmt

4 kleine Kartoffeln, geschält und halbiert

2 EL Schlagsahne

4 EL Parmesan, gerieben

1 TL Oregano

2 EL Olivenöl

2 mittelgroße Tomaten, gehackt

¼ TL Salz

¼ TL schwarzer Pfeffer, gemahlen

**Zubereitung:**

Gib die Kartoffeln in einen großen Topf bei mittlerer-hoher Stufe. Bestreue mit Salz und koche sie, bis sie zart sind. Nimm sie anschließend vom Herd und gieße das Wasser ab. Stelle sie zur Seite.

Gib in der Zwischenzeit die Tomaten in einen Mixer und rühre, bis eine geschmeidige Masse entsteht. Stelle auch sie zur Seite

Erhitze das Öl in einer großen antihaftbeschichteten Bratpfanne bei mittlerer-hoher Stufe. Füge die Garnelen und die Tomatenmischung bei. Rühre gut um und koche etwa 5-6 Minuten. Gieße die Schlagsahen dazu und bestreue mit Käse und rühre gut um. Koche alles, bis der Käse geschmolzen ist. Nimm die Pfanne dann vom Herd und lass sie einige Zeit abkühlen.

Lege die Kartoffeln auf eine Servierplatte. Löffle die Garnelensauce darauf. Bestreue mit Oregano und serviere.

**Nährwertangabe pro Portion:** Kcal: 317, Protein: 23,1g, Kohlenhydrate: 30,8g, Fette: 11,6g

## 47. Gurke Quinoa Beeren Salat

**Zutaten:**

1 große Gurke, in Scheiben

1 Tasse weiße Quinoa, vorgekocht

1 Tasse frische Cranberries

1 Tasse frische Heidelbeeren

2 EL Mandeln, grob gewürfelt

1 kleine rote Zwiebel, in Scheiben

1 TL Ahornsirup

1 EL Olivenöl

2 EL Balsamicoessig

**Zubereitung:**

Lege die Quinoa in einen großen Topf. Gieße ausreichend Wasser darüber. Bringe es zum Kochen und drehe die Hitze dann auf niedrigste Stufe. Koche etwa 13-15 Minuten und nimm die Quinoa dann vom Herd. Gib alles in eine große Schüssel. Lass sie einige Zeit abkühlen.

Vermenge in der Zwischenzeit Öl, Essig und Ahornsirup. Mische gut und verteile die Masse über die Quinoa.

Füge die Gurke, Zwiebel und Früchte bei und rühre gut um. Stell die Mischung 20 Minuten vor dem Servieren zur Seite oder in den Kühlschrank.

**Nährwertangabe pro Portion:** Kcal: 171, Protein: 4,7g, Kohlenhydrate: 30,4g, Fette: 4,3g

## 48. Beerenmix Pfannkuchen

**Zutaten:**

3 Eier

½ Tasse Kokosmehl

½ Tasse Mandelmehl

1 Tasse Kokosmilch

1 TL Apfelweinessig

1 TL Vanilleschote, gehackt

½ TL Backnatron

¼ TL Salz

Kokosöl zum Braten

3 Tassen frischer Beerenmix

**Zubereitung:**

Vermenge in einer großen Schüssel Kokosmehl, Mandelmehl, gehackte Vanilleschote, Backnatron und Salz. Mische in einer kleinen Schüssel Kokosmilch und Apfelweinessig. Rühre die Kokosmischung ein, bis ein cremiger Teig entsteht.

Erhitze das Kokosöl in einer antihaftbeschichteten Bratpfanne bei mittlerer Stufe. Verteile die gewünschte Menge Teig in die Bratpfanne. Glätte mit einem Löffel die Oberfläche eines jeden Pfannkuchens. Brate sie etwa 2-3 auf jeder Seite.

Garniere mit dem frischen Beerenmix und 1 EL Agavensirup.

**Nährwertangabe pro Portion:** Kcal: 186, Protein: 11,9g, Kohlenhydrate: 55g, Fette: 19,5g

## 49. Banane Rosinen Kekse

**Zutaten:**

1 große Banane, in Scheiben

¼ Tasse getrocknete Rosinen

1 ½ Tasse Allzweckmehl

½ TL Backpulver

1 Tasse Haferflocken

1 TL Backnatron

2 EL Butter

1 großes Ei

3 EL Honig

1 TL Vanilleextrakt

½ Tasse dunkle Schokolade, fein gewürfelt

2 EL Walnüsse, grob gewürfelt

¼ TL Salz

**Zubereitung:**

Heize den Backofen auf 180°C vor.

Vermenge das Mehl, Backnatron und Backpulver in einer großen Schüssel. Vermische alles mit einem Löffel und gib Honig, Butter, Salz, Banane und Vanille dazu. Vermenge alles mit einem Handmixer, bis du einen dicken Teig erhältst. Forme die Kekse mit deinen Händen und drücke die Haferflocken, die Schokoladensplitter, Rosinen und Walnüsse hinein.

Lege ein Backblech mit Backpapier aus und verteile die Kekse darauf. Lasse zwischen den Keksen 1 cm Platz. Stelle das Blech in den Ofen und backe etwa 10-15 Minuten, bis die Kekse goldbraun und knusprig sind. Nimm sie aus dem Ofen und lass sie vor dem Servieren abkühlen.

**Nährwertangabe pro Portion:** Kcal: 562, Protein: 10,3g, Kohlenhydrate: 90,2g, Fette: 17,5g

## 50. Reis Pilaf mit Spinat

**Zutaten:**

1 Tasse brauner Reis, vorgekocht, abgetropft und abgespült

450g frischer Spinat, vorgekocht

1 Knoblauchzehe, gehackt

1 kleine Zwiebel, in Scheiben

1 EL Gemüseöl

1 TL getrockneter Thymian, gemahlen

¼ Tasse Cheddar, gerieben

2 große Eier

**Zubereitung:**

Heize den Backofen auf 180°C vor.

Gib den Reis in einen großen Topf und gieße genügend Wasser dazu, damit er bedeckt ist. Koche ihn 30 Minuten, bis er weich ist. Nimm den Topf vom Herd. Gieße das Wasser ab und spüle ihn einige Male mit kaltem Wasser ab. Stelle den Reis dann zur Seite.

Gib den Spinat in den gleichen Topf und gieße genügend Wasser bei, um ihn zu bedecken. Koche ihn, bis er weich ist. Nimm den Topf vom Herd und stelle ihn zur Seite.

Erhitze das Öl im gleichen Topf und gib die Zwiebeln und Knoblauch dazu. Brate sie, bis sie glasig sind und nimm sie dann vom Herd.

Vermenge dann den vorgekochten Reis und Spinat, Käse und Thymian in einer großen Rührschüssel. Schlage das Ei in einer Schüssel und rühre gut um. Streue eine Prise Salz darüber und stelle sie zur Seite.

Fette eine antihaftbeschichtete Auflaufform ein und verteile darin die Mischung gleichmäßig. Decke sie mit Aluminiumfolie ab und stelle sie in den Backofen. Backe etwa 20-25 Minuten. Entferne die Folie und backe alles weitere 5-6 Minuten. Nimm die Form aus dem Ofen und teile den Inhalt in 4 gleichgroße Portionen auf.

Garniere mit einem Esslöffel saurer Sahne. Das ist aber optional.

**Nährwertangabe pro Portion:** Kcal: 301, Protein: 12,2g, Kohlenhydrate: 42,3g, Fette: 10,3g

## 51. Forelle mit Gemüse

**Zutaten:**

900g Forellenfilet, ohne Knochen

1 mittelgroße Tomate, geviertelt

1 mittelgroße Paprika, in Streifen geschnitten

1 kleine Zwiebel, in Scheiben

3 EL Zitronensaft

3 EL Koriander, gewürfelt

1 TL Rosmarin, fein gewürfelt

¼ TL Meersalz

¼ TL schwarzer Pfeffer, gemahlen

**Zubereitung:**

Heize den Backofen auf 170°C vor.

Wasche und trockne die Filets ab und lege sie dann in eine große eingefettete Auflaufform.

Vermenge die Tomate, Paprika, Zwiebel, Zitronensaft, Koriander, Salz und Pfeffer in einer Rührschüssel. Rühre gut um und löffle die Mischung über die Filets. Lege sie in den Backofen und backe sie 20 Minuten, bis der Fisch zart ist.

**Nährwertangabe pro Portion:** Kcal: 305, Protein: 34,2g, Kohlenhydrate: 4,3, Fette: 11,4g

## 52. Kartoffelsalat

**Zutaten:**

1350g große Kartoffeln, vorgekocht

1 Tasse frischer Sellerie, gewürfelt

½ Tasse Frühlingszwiebeln, gewürfelt

¼ Tasse saure Sahne

½ Tasse Hüttenkäse, zerbröselt

1 EL Zitronensaft

1 TL Apfelweinessig

½ EL gelber Senf

¼ TL Salz

¼ TL schwarzer Pfeffer, gemahlen

**Zubereitung:**

Gib die Kartoffeln in einen Topf mit kochendem Wasser und koche sie, bis sie zart sind. Gieße das Wasser ab und lass sie abkühlen.

Vermische Kartoffeln, Frühlingszwiebeln, Sellerie, Petersilie und grüne Zwiebeln in einer großen Schüssel. Stelle auch sie zur Seite.

Vermenge in der Zwischenzeit saure Sahne, Zitronensaft, Essig, Senf, Salz und Pfeffer in einer Küchenmaschine. Rühre, bis eine geschmeidige Masse entsteht und verteile sie über den zuvor zubereiteten Salat. Stelle ihn 1 Stunde vor dem Servieren kühl.

**Nährwertangabe pro Portion:** Kcal: 302, Protein: 9,8g, Kohlenhydrate: 57,1, Fette: 4,2g

## WEITERE WERKE DES AUTORS

70 Effective Meal Recipes to Prevent and Solve Being Overweight: Burn Fat Fast by Using Proper Dieting and Smart Nutrition

By

Joe Correa CSN


48 Acne Solving Meal Recipes: The Fast and Natural Path to Fixing Your Acne Problems in Less Than 10 Days!

By

Joe Correa CSN


41 Alzheimer's Preventing Meal Recipes: Reduce or Eliminate Your Alzheimer's Condition in 30 Days or Less!

By

Joe Correa CSN


70 Effective Breast Cancer Meal Recipes: Prevent and Fight Breast Cancer with Smart Nutrition and Powerful Foods

By

Joe Correa CSN

Lightning Source UK Ltd.
Milton Keynes UK
UKHW02f0833100918
328635UK00014B/975/P